Sodbrennen – Notwendiges Übel oder vermeidbares Ärgernis?

Eine Volkskrankheit und ihre
Folgen im Fokus

Dr. med. Richard Karffner

IMPRESSUM

2017© Dr. med. Richard E. Karffner
Alle Rechte vorbehalten
Sodbrennen – Notwendiges Übel oder vermeid-
bares Ärgernis?
Eine Volkskrankheit und ihre Folgen im Fokus
Autor: Richard E. Karffner
ISBN-13:   978-1542379373
ISBN-10:   1542379377

Inhaltsverzeichnis

Definition – Was genau ist Sodbrennen eigentlich?

Ärzte müssen bei der Behandlung ihrer Patienten klar zwischen Symptomen und Krankheiten unterscheiden. Die Krankheiten sind es, welche die Symptome verursachen, die Symptome dagegen sind diejenigen, welche den Patienten quälen.

Erbrechen, Durchfall, Schmerzen: all dies sind Symptome hinter denen sich zum Teil sehr unterschiedliche Krankheiten verbergen können.

Sodbrennen ist ein Symptom, dem die gastro-ösophageale Refluxkrankheit zugrunde liegt.

Das muss natürlich erklärt werden.

Sodbrennen ist definiert als ein retrosternaler, also hinter dem Brustbein lokalisierter brennender Schmerz. Oft tritt er nach dem Essen, dem Genuss von Kaffee und alkoholischen Getränken oder im Liegen auf. Sodbrennen entsteht dadurch, dass Magensäure aus dem Magen zurück in die Speiseröhre fließt. Die Magensäure verätzt die empfindliche Schleimhaut der Speiseröhre, welche Mediziner auch Ösophagus nennen. Und die Verätzung aktiviert wiederum die Schmerzrezeptoren in der Wand der Speiseröhre, was der Patient dann als das typische Brennen empfindet.

Die dem Sodbrennen zugrunde liegende Erkrankung ist die gastro-ösophageale Refluxkrankheit. Gastro bezeichnet den Magen, ösophageal kommt von Ösophagus, also der Speiseröhre, und Reflux ist nichts anderes als das Zurückfließen einer Flüssigkeit. In diesem Fall der Magensäure, welche zusammen mit oder ohne Mageninhalt in die Speiseröhre zurückfließt.

Wenn wir uns also damit befassen wollen, warum Sodbrennen entsteht, und welche Komplikationen und Folgen es haben kann, oder wie die Therapie aussieht, müssen wir uns näher mit der gastro-ösophagealen Refluxkrankheit befassen.

Die gastro-ösophageale Refluxkrankheit

Der gastro-ösophageale Reflux ist also nicht anderes als das Zurückfließen von Mageninhalt und Magensäure in die Speiseröhre.

Doch nicht jeder Reflux von Magensäure in die Speiseröhre ist auf lange Sicht schädlich. Im Gegenteil: auch bei Gesunden kann er vorkommen, z.B. nach einer größeren, sehr fettreichen Mahlzeit oder nach einigen Glas Wein. Das ist nicht weiter schlimm, denn die Speiseröhre reinigt sich auch von selber. Das geschieht vor allem durch den Speichel, der im Mund gebildet wird und die Speiseröhre säubert, wenn er heruntergeschluckt wird.

Kommt der Reflux, also das Zurückfließen der Magensäure, dagegen öfter vor, und treten damit vermehrt Beschwerden auf, also Sodbrennen, oder ist durch die wiederholten Verätzungen bereits die Schleimhaut der Speiseröhre geschädigt, so bekommt der Reflux der

Magensäure einen Krankheitswert. Dieser besteht darin, dass durch den Reflux der Magensäure die Gesundheit der Patienten oder ihre Lebensqualität beeinträchtigt sind.

Damit ist – medizinisch gesehen – aus dem zunächst noch harmlosen gastro-ösophagealen Reflux eine Krankheit entstanden: die gastro-ösophageale Refluxkrankheit.

Der Krankheitswert der gastro-ösophagealen Refluxkrankheit ist nicht zu unterschätzen. Halten wir uns einmal vor Augen, wie viele Menschen ernsthaft unter Sodbrennen zu leiden haben, deswegen Medikamente einnehmen müssen oder bereits mit den Folgeerkrankungen und den Komplikationen der gastro-ösophagealen Refluxkrankheit kämpfen müssen. Mehr 20% der Bevölkerung!

Im weiteren Verlauf dieses Buches werden wir uns deshalb die gastro-ösophagealen Refluxkrankheit sehr genau ansehen. Wie lässt sie sich effektiv therapieren, wie kann man sich vor ihren Folgen schützen? Oder besser noch: wie lässt sich ihr Auftreten direkt von vorne herein vermeiden?

Epidemiologie – Wie häufig ist die gastro-ösopahgeale Refluxerkrankung?

Die gastro-ösophageale Refluxerkrankung ist leider sehr häufig. Ungefähr 20% der gesamten Bevölkerung in der westlichen Welt leiden am Reflux der Magensäure und damit unter Sodbrennen oder schlimmeren. In Deutschland sind dies mehr als 16 Millionen Menschen, auch Jugendliche sind bereits betroffen.

Ca. 60% der Betroffenen haben aufgrund des Magensäure-Refluxes nur Symptome, d.h. die Schleimhaut der Speiseröhre ist noch nicht geschädigt und es sind noch keine ernsthaften Verätzungen eingetreten.

Die übrigen 40% (6,5 Millionen) dagegen haben bereits sichtbare Schleimhautschäden davongetragen, spätestens hier muss dringend etwas unternommen werden!

Wird nämlich nicht gehandelt, gehen die Patienten nicht zum Arzt und wird keine Therapie eingeleitet, so entwickeln insgesamt 5 % aller Menschen mit einer gastro-ösophagealen Refluxkrankheit einen sogenannten Barret-Osöphagus. Was das genau ist, wird später erklärt, jetzt muss es erst einmal genügen zu wissen, dass es sich um eine Präkanzerose, also um eine Krebsvorstufe handelt. Betroffen sind immerhin mehr als 800.000 Menschen in Deutschland!

Aus dieser Krebsvorstufe entwickelt sich dann bei 10% der Betroffenen ein Ösophagus-Karzinom, also Speiseröhrenkrebs, welcher oftmals nur schwer zu behandeln ist. Von den 16 Millionen Betroffenen entwickelt sich also bei 80.000 Patienten ein Tumor der Speiseröhre! Immer vorausgesetzt, sie werden nicht behandelt.

Diese enormen Zahlen verdeutlichen wohl sehr anschaulich die immense epidemiologische Bedeutung der gastro-ösophagealen Reflux-krankheit für die Gesundheit unserer Gesellschaft. Umso wichtiger also, dass die Menschen erfahren, worum es geht und wie man sich schützen kann!

Denn sowohl die gastro-ösophageale Reflux-krankheit als auch die hieraus entstehenden Krebserkrankungen nehmen in der westlichen Welt deutlich zu! Das hat vor allem mit unserer Lebensweise, und hier insbesondere mit unserer Ernährung zu tun, doch davon später mehr.

Ätiologie und Pathogenese – Warum fließt die Magensäure denn nun zurück in die Speiseröhre?

Das ist die entscheidende Frage. Es gibt – wie so oft im Leben – nicht einen einzigen Grund, sondern mehrere verschiedene.

Um die Natur der gastro-ösophagealen Refluxkrankheit zu verstehen, lohnt es sich, wenn wir uns zunächst einmal näher mit dem Schluckvorgang selbst beschäftigen. Die Speisen werden zunächst im Mund gekaut, zerkleinert und mit Speichel durchmischt. Anschließend werden sie mit der Zunge willkürlich, also bewusst gesteuert, nach hinten in den Rachen befördert. Der Kontakt zur Rachenwand löst dann den unwillkürlichen, also nicht mehr einer bewussten Kontrolle unterworfenen Schluckreflex aus.

Bei diesem Schluckreflex wird die Nahrung bzw. die getrunkene Flüssigkeit durch die Speiseröhre transportiert, indem sich die

Muskulatur in der Wand der Speiseröhre wie in einer Wellenbewegung die Reihe nach anspannt, verkürzt und damit den Speisebrei vor sich hertreibt – in Richtung Magen. Das geht sogar, wenn man auf dem Kopf steht, auch in dieser Körperhaltung kann man selbst Flüssigkeiten schlucken. Es geht aber auch umgekehrt, dann wird der Inhalt des Magens erbrochen. Die Wellenbewegung der Muskulatur wird auch Peristaltik genannt. Sie kommt im gesamten Magen-Darm-Trakt in ähnlicher Form vor und ist für den Weitertransport der Nahrung verantwortlich.

Normalerweise ist die Speiseröhre an der Stelle, wo sie in den Magen mündet, verschlossen. Hier finden sich starke Muskelstränge, die zirkulär um die Mündungsstelle verlaufen und sie durch ihre Kontraktion, also durch ihre Anspannung und die daraus resultierende Muskelverkürzung, verschließen.

Diese Stelle am unteren Ende der Speiseröhre nennt sich gastro-ösophagealer Sphinkter. Sie spielt für die Entstehung der gastro-ösophagealen Refluxkrankheit eine ganz entscheidende Rolle! Denn der Sphinkter, also die Verschlussstelle, hat die Aufgabe zu verhindern, dass schädliche Magensäure und auch Nahrung zurück in die Speiseröhre fließen.

Bei einer Fehl- oder Unterfunktion des Sphinkters kann Magensäure ungehindert in die Speiseröhre zurückfließen. Wenn die Verschlussmuskulatur nicht stark genug ist, kann Magensäure und Mageninhalt zurückfließen. Oder aber der Druck im Bauchraum ist größer als der Druck in der unteren Speiseröhre, wodurch der Mageninhalt in den unteren Teil der Speiseröhre gedrückt wird. Auch dann ist der Sphinkter relativ zum Druck im Bauchraum gesehen zu schwach.

Doch was sind nun die Gründe für eine zu schwache Sphinkter-Muskulatur bzw. für einen erhöhten Druck im Bauchraum?

Was die Schwäche der Sphinkter-Muskulatur anbelangt, weiß man es leider oftmals nicht genau, hier bleibt die Medizin die Antwort leider – noch – schuldig. In den meisten Fällen bleibt es unklar, warum der Sphinkter zu schwach ist. Entweder der Sphinkter erschlafft einfach so, obwohl gar keine Nahrung geschluckt wird, oder sein Ruhedruck ist einfach ohnehin bereits zu niedrig. Man vermutet, dass das Alter bei diesen Vorgängen eine Rolle spielt, denn Sodbrennen ist umso häufiger, je älter die Patienten werden. Sehr wahrscheinlich spielen hier die Gene eine wichtige Rolle, wie bei so vielen Erkrankungen, doch diese lassen sich das zum jetzigen Zeitpunkt noch nicht therapieren.

Nur in einer Minderheit der Fälle kann man eine eindeutige Ursache für die Sphinkterschwäche identifizieren. Z.B. kann die Spinktermuskulatur durch Operationen geschädigt sein, oder die Patienten leiden unter Erkrankungen, die ebenfalls die Stärke des Sphinkters beeinträchtigen können, wie etwa die Sklerodermie.

Außerdem sind noch einige Medikamente zu nennen, die zu einer Erschlaffung der Sphinkter-Schließmuskulatur führen können, wie z.B. Kalziumanatogonisten, die für die Behandlung des Bluthochdrucks eingesetzt werden, oder Nitropräparate, die bei Herz-Patienten mit Angina pectoris verschrieben werden. Auch Theophyllin, welches manchmal bei der Therapie des Asthma bronchiale zum Einsatz kommt, aber auch Pfefferminz kann die Speiseröhre für den Mageninhalt öffnen und dadurch Sodbrennen begünstigen. Wer also unter einer gastro-ösophagealen Refluxkrankheit leidet und noch anderweitige Medikamente nehmen muss, sollte mit seinem Arzt besprechen, ob es hier nicht zu einer unvorteilhaften Wechselwirkung kommen kann, die den Rückfluss der Magensäure erhöht.

Doch meistens ist die Schwäche des Sphinkters der Speiseröhre nur die eine Seite der Medaille. In der Regel kommt außerdem noch die Erhöhung des Drucks im Bauchraum dazu, welche in der Regel zusammen mit der Schwäche des Sphinkters zum Reflux der Magensäure führt.

Druck im Bauchraum wird in sehr vielen Fällen durch Übergewicht hervorgerufen, oftmals in Verbindung mit zu eng sitzender und deshalb einschnürender Kleidung oder langem Sitzen. Auch eine Schwangerschaft geht regelhaft mit einem erhöhten Druck in der Bauchgegend einher (mehr als 50% aller Schwangeren leiden unter Sodbrennen, vor allem in den späten Monaten der Schwangerschaft, wenn das ungeborene Kind bereits herangewachsen ist). Daneben kann der Druck im Magen auch noch ansteigen, wenn er schlicht zu voll ist. Große Mahlzeiten bergen daher ein höheres Risiko für einen Reflux von Mageninhalt und Sodbrennen als kleinere

Mahlzeiten. Und werden die Mahlzeiten zu spät abends eingenommen, wird das Sodbrennen noch stärker und störender. Denn im Liegen fließt der Mageninhalt natürlich leichter in die Speiseröhre zurück als im Stehen (Gesetz der Schwerkraft), was die Nachtruhe empfindlich stören kann.

Ein weiterer Grund, der zu einem erhöhten Druck im Magen selbst führen kann, sind Magenentleerungsstörungen. Wird die Nahrung nicht zügig weiter in den Darm transportiert, staut sie sich zurück, und Magensäure wie auch der Speisebrei können zurück in die Speiseröhre fließen.

Ein häufiger Grund für eine Magenentleerungsstörung, die auch Gastroparese genannt wird, ist der Diabetes mellitus. Denn der Zucker greift die Nerven an, die vom Zentralnervensystem zum Magen verlaufen. Sobald die Nahrung geschluckt wird und im Magen ankommt, schickt das Zentralnervensystem, welches im Gehirn und Rückenmark sitzt, über die Nerven an die Muskeln in der Magenwand den Befehl, die Nahrung in den Darm weiter zu drücken. Doch wenn die Nerven aufgrund des Diabetes mellitus nicht mehr richtig funktionieren, ist die Informationskette unterbrochen oder verlangsamt – und die Muskeln in der Magenwand tun nichts. Oder sie reagieren zu spät. Und dann bleibt der Speisebrei länger im Magen, oder sie fließt eben samt Magensäure zurück in die Speiseröhre.

Zu guter Letzt erhöht eine starke Magensäureproduktion natürlich auch noch das Risiko für eine gastro-ösophageale Refluxkrankheit. Die Ursachen für eine vermehrte Bildung von Magensäure durch die Zellen der Magen-schleimhaut sind sehr zahlreich, meistens jedoch sind sie in falschen Ernährungsgewohnheiten zu finden.

Je größer die Essensportionen, desto mehr Magensäure wird produziert. Je öfter große Portionen über den Tagesablauf verteilt gegessen werden, desto öfter und damit desto mehr Magensäure wird von der Magenschleimhaut ausgeschüttet. Kaffee und alkoholische Getränke regen die Produktionen von Magensäure enorm an, ebenso das Nikotin in Zigaretten, Zigarillos, Zigarren oder Pfeifen. Gleiches gilt für süße Speisen und Süßigkeiten wie etwa Schokolade, aber auch für fettreiche Kost wie z.B. Pizza oder Chips. Außerdem zu nennen sind alle Kohlensäure-haltigen Getränke wie Cola, Fanta und Sprit, Obstsäfte aus Zitrusfrüchten, Tomaten, Tomatensoße, Knoblauch und sämtliche scharfen oder saueren Nahrungsbestandteile.

Die Liste dessen, was die Magensäureproduktion stimuliert, ist leider sehr lang.

Der Vollständigkeit halber sei hier abschlie-ßend noch ein (eigenständiges) Krankheitsbild erwähnt, welches oft mit der gastro-ösophagealen

Refluxkrankheit in Verbindung gebracht wird: die sogenannte axiale Gleithernie des Magens.

Was ist hierunter zu verstehen?

Die Speiseröhre durchquert auf ihrem Weg vom Rachenausgang in das Körperinnere das Zwerchfell, welches sich in etwa zwischen Brustkorb und Bauchhöhle auf der Höhe der unteren Rippen einmal quer durch den Oberkörper spannt. Damit die Speiseröhre durch das Zwerchfell gelangen kann, besitzt das Zwerchfell ein kleines Loch. Man könnte auch sagen, das Zwerchfell ist an dieser Stelle getunnelt, und die Speiseröhre überwindet das Zwerchfell, indem sie durch den Tunnel führt. Der Tunnel ist allerdings nur sehr kurz. Oberhalb des Zwerchfell-Tunnels im Brustkorb verläuft also die Speiseröhre, hinter dem Tunnel kommt dann schon ziemlich direkt der Magen, in welchen die Speiseröhre ja mündet.

Bei der axialen Gleithernie ist ein Teil des Magens nach oben in Zwerchfell-Tunnel mit hineingerutscht bzw. geglitten. Axial kommt von

Achse und bezeichnet die Richtung (nach oben in Richtung getunneltem Zwerchfell). Eine Hernie ist eine sackartige Ausstülpung eines Hohlorgans, in diesem Fall ist das Hohlorgan der Magen.

Die axiale Gleithernie ist sehr häufig: sie wird bei mehr als der Hälfte aller Menschen, die älter als 50 Jahre alt sind, vorgefunden. Sehr oft wird behauptet, die axiale Gleithernie führe zu Sodbrennen. Das stimmt so nicht! Tatsächlich leiden Menschen, bei denen eine axiale Gleithernie des Magens gefunden wird, genau so häufig unter Sodbrennen bzw. der gastro-ösophagealen Refluxkrankheit wie Menschen ohne axiale Gleithernie.

Wenn eine axiale Gleithernie keine Probleme macht, es also nicht zum Reflux von Magensäure in die Speiseröhre kommt, muss man sie auch nicht operieren. Doch falls bei einem Patienten mit einer gastro-ösophagealen Refluxkrankheit eine axiale Gleithernie vorliegt, muss sie in jedem Fall zwingend operiert werden

(Mediziner sprechen dann von einer symptomatischen axialen Gleithernie, da sie ja Probleme bzw. Symptome wie Sodbrennen verursach).

Eine axiale Gleithernie kann in seltenen Fällen noch andere Probleme machen. Es kann nämlich sein, dass sich an ihrem oberen Rand verdickte Schleimhautfalten bilden, welche die Speiseröhre einschnüren und damit verengen. Diese Engstelle nennen Mediziner liebevoll Schatzki-Ring, die damit verbundene Schluckstörung ist auf den humorvollen Namen „Steakhouse-Syndrom" getauft worden. Denn dicke Fleischstücke passen nicht mehr so gut durch die Engstelle in der Speiseröhre.

Symptome – Wie macht sich der Reflux der Magensäure bemerkbar?

Das wichtigste Symptom der gastro-ösophagealen Refluxkrankheit, Mediziner sprechen auch gerne vom Leitsymptom einer Krankheit, ist das Sodbrennen, welches wir ja nun schon genauer kennen gelernt haben. Hierunter versteht man ein schmerzhaftes Brennen hinter dem Brustbein, welches oft nach den Mahlzeiten auftritt und sich im Liegen verstärken kann.

Daneben geht die gastro-ösophageale Refluxkrankheit aber noch mit vielen anderen Symptomen einher, die auftreten können, aber nicht müssen. Hierbei handelt es sich im Einzelnen um:

Schluckbeschwerden, Luftaufstoßen, Luft im Magen oder im Darm (Meteorismus), Blähungen

(Flatulenz), Druckgefühl hinter dem Brustbein, Schmerzen oder Brennen in der Magengegend, Zurückfließen von Magenresten bis in die Mundhöhle (auch also Regurgitation bezeichnet, vor allem morgens nach der Nachtruhe, denn beim Schlafen hat man ja mit ebenem Oberkörper gelegen), Mundgeruch, Zahn(schmelz)schäden durch die Magensäure, Übelkeit und gelegentlich sogar Erbrechen, saures oder salziges Aufstoßen.

Vielen dieser Beschwerden ist gemeinsam, dass sie durch körperliche Anstrengungen, das Anheben schwerer Lasten, Bücken, Pressen (also alles was den Druck im Bauchraum erhöht), flaches Liegen auf dem Rücken und Stress noch verstärkt werden.

Einige weitere Symptome sollen im Folgenden nochmals gesondert zur Sprache kommen, denn sie können auf das Vorliegen einer gastro-ösophageale Refluxkrankheit hinweisen, werden aber oftmals – selbst von vielen Ärzten – missgedeutet.

Insbesondere beim Liegen, also während der Nachtruhe, kann die Magensäure die gesamte Speiseröhre hinauf bis in den Rachen und in die Mundhöhle hinein fließen. Dabei passiert sie die Stimmbänder und den Kehlkopf, der die Luftröhre gegen die Speiseröhre hin verschließt. Durch das wiederholte Einwirken der Magensäure können die Stimmbänder gereizt werden, was sich als Heiserkeit bemerkbar macht. Außerdem kann die Magensäure, wenn sich der Kehlkopf während des Ein – und Ausatmens kurz anhebt, in die Luftröhre tropfen, wo sie die Atemwege, also die Bronchien reizt. Das führt dann zu chronischem Husten, ebenso kann aber auch ein Asthma bronchiale ausgelöst oder verschlimmert werden. Im ungünstigsten Fall, wenn neben der Magensäure auch Nahrungsreste in die Speiseröhre eindringen, kann eine Lungenentzündung, eine Pneumonie die Folge sein. Das betrifft insbesondere alte Menschen mit chronischen Erkrankungen und eingeschränktem Immunsystem.

Chronischer trockener Reizhusten oder unerklärliche Heiserkeit werden sehr oft nicht direkt mit einer gastro-ösophagealen Refluxkrankheit in Verbindung gebracht. Denn die meisten denken beim Reflux der Magensäure eben an Sodbrennen. Sodbrennen, das Leitsymptom ist zweifellos sehr häufig und in immerhin in 75% aller Fälle vorhanden. Doch das bedeutet im Umkehrschluss, dass 25% aller Patienten, die an einer gastro-ösophagealen Refluxkrankheit leiden und womöglich schon Schleimhautschäden davongetragen haben, gar kein Sodbrennen haben. Daher ist es wichtig, auch bei eher untypischen Symptomen wie Reizhusten oder unerklärlicher Heiserkeit auch an die gastro-ösophageale Refluxkrankheit und das Zurückfließen der Magensäure in die Speiseeröhre zu denken.

Differentialdiagnosen zum Sodbrennen

Sodbrennen ist ein typisches Brennen hinter dem Brustbein, oftmals nach einer Mahlzeit oder im Liegen.

Es liegen also Beschwerden im Brustbereich vor. Leider ist es aber sehr oft so, dass die Brustbeschwerden nicht ganz eindeutig zu beschreiben sind. Brennt es nun eher, sticht es oder drückt es? Und wann trifft das Gefühl eigentlich auf? Nach dem Essen? Vor dem Essen? Oder ohne Bezug zum Essen? Das kann manchmal sehr schwer zu beschreiben sein!

Die wichtigste Differentialdiagnose zum Sodbrennen, d.h. ein möglicher anderer Grund für

Beschwerden im Brustbereich, ist die Angina pectoris.

Die Angina pectoris wird durch eine Verengung der Herzkranzarterien hervorgerufen, sie kann ein Vorbote eines Herzinfarktes sein. Typisch für die Angina pectoris ist ein Druckgefühl in der Herzgegend oder unter dem Brustbein, welches oft in den linken Arm oder die linke Schulter ausstrahlt. Es kann aber auch der Oberkiefer oder der Rücken sein. Meistens tritt die Angina pectoris bei körperlichen Anstrengungen auf, z.B. beim Treppen steigen oder Spazieren gehen, und verschwindet in Ruhe wieder. Allerdings kann das Engegefühl auch in Ruhe oder sogar nachts auftreten.

Leider ist nicht immer ganz klar, ob die Beschwerden hinter dem Brustbein nun eher einen brennenden Charakter haben oder doch drückender Natur sind. Weil zum allem Überfluss Sodbrennen in Ausnahmefällen aber auch einmal eher drückend imponieren kann und nicht brennend, ist das aller Wichtigste bei Brustbeschwerden, egal wie sie sich denn nun anfühlen: man sollte zügig einen Arzt aufsuchen und ihm die Beschwerden schildern!

Komplikationen – Welche Folgeerkrankungen können entstehen?

Eigentlich sind Sodbrennen, Mundgeruch und saures Aufstoßen oder nächtlicher Husten ja an sich schon störend und ärgerlich genug. Doch wenn nichts unternommen wird, kann sich aus der ätzenden Wirkung der Magensäure noch viel Schlimmeres ergeben!

Komplikationen und Folgeerkrankungen drohen und – sie sind nicht selten!

Alles hängt mit der Magensäure zusammen. Die Schleimhaut, welche den Magen auskleidet, ist gegen ihre ätzende Wirkung gut gewappnet, da die spezialisierten Schleimhautzellen des Magens z.B. eine dünne Schleimschicht bilden, welche die Magenschleimhaut auskleidet und so gegen die Magensäure schützt. Sonst würde der Magen sich selbst verdauen!

Die Schleimhaut der Speiseröhre besitzt diesen Abwehrmechanismen aber leider nicht. Sie wird ausschließlich durch den Schließmuskel geschützt, der das untere Ende der Speiseröhre gegen den Magen hin abschließt, den Ösophagus-Sphinkter. Doch versagt der Sphinkter aus Gründen, die wir ja jetzt kennengelernt haben, so hat die empfindliche Schleimhaut der Speiseröhre keine Chance gegen die Magensäure. Die Schleimhaut wird verätzt und zerstört.

40% aller Menschen, die unter der gastro-ösophagealen Refluxkrankheit leiden, haben bereits sichtbare oder histologische Schleimhautveränderungen in der Speiseröhre. Sichtbar bedeutet, dass der Arzt, meist ist es ein Gastroenterologe, bei der Magenspiegelung schon mit bloßem Auge die verätzten Bereiche erkennen kann. Histologisch bedeutet, dass die Veränderungen unter dem Mikroskop zu erkennen sind. Denn meist werden bei der Magenspiegelung kleine Gewebeproben entnommen, sogenannte Biopsien, welche denn vom Pathologen mikroskopisch begutachtet werden. Er kann die zerstörerische Wirkung der Magensäure auf die Schleimhaut der Speiseröhre noch viel genauer beurteilen: es kommt zum Zelltod, zur Zerstörung der Schleimhautarchitektur und zu einer Entzündungsreaktion. Diese Entzündungsreaktion ist meistens chronisch, weil die gastro-ösophageale Refluxkrankheit in der Regel ja eine lang andauernde Krankheit ist. Leider führt die fortgesetzte Entzündungsreaktion ihrerseits wiederum zum Untergang von Schleimhautzellen und ausgedehnten Schäden in der Speiseröhre, die dann durch die Bildung von Narbengewebe notdürftig repariert werden müssen.

Die erste Folge der gastro-ösophagealen Refluxkrankheit ist also eine Entzündung der Speiseröhre, welche von Medizinern auch als Ösophagitis bzw. Refluxösophagitis bezeichnet wird. Eine entzündete Speiseröhre verursacht natürlich Schmerzen und ist noch empfindlicher, wenn sie von Magensäure überspült wird. Das Sodbrennen wird stärker. Außerdem bilden sich Erosionen. Das sind, wenn man so will, kleine flache Krater in der Schleimhaut.

Die ätzende Magensäure einerseits und die fortgesetzte Entzündung andererseits führen aber nicht nur zum Tod von Schleimhautzellen, sondern auch zu einer Veränderung der Zellen.

Mediziner nennen diese Veränderung zelluläre Transformation oder auch Trans-differenzierung. Aus Schleimhautzellen vom Plattenepitheltyp (normalerweise in der Speiseröhre anzutreffen) werden Schleimhaut-zellen vom intestinalen Typ mit Becherzellen. Diese nennt man dann auch ein spezialisiertes

Zylinderepithel. Die entstandenen Zellveränderungen werden dann insgesamt als sogenannter
Barrett Ösophagus bezeichnet, und jetzt haben mal
sie ein gutes Beispiel kennen gelernt, mit wie vielen
Begriffen man sich im Medizinstudium herum-
schlagen muss.

Was man sich davon aber wirklich merken
muss ist, dass die Zellveränderungen eine
sogenannte Präkanzerose darstellen. Das ist nichts
anderes als eine Vorstufe zum Speiseröhrenkrebs!
Aus den zunächst nur entzündlich veränderten
Schleimhautbereichen ist also nach und nach eine
Krebsvorstufe geworden! Dieser Vorgang ist häufig,
er kommt bei immerhin 5% aller Patienten mit
nachgewiesenen Schleimhautschäden aufgrund
einer gastro-ösophagealen Refluxkrankheit vor. Bei
Männern übrigens doppelt so häufig wie bei
Frauen.

10% der Patienten mit einem Barret-
Ösophagus entwickeln dann tatsächlich ein Adeno-
karzinom der Speiseröhre, also Speiseröhren-

Krebs! Je größer und je länger die entzündlichen Schleimhautareale sind, in denen bereits Vorläufer von Krebszellen schlummern, desto höher die Wahrscheinlichkeit, dass hier später wirklich Krebs entsteht.

Die immense Bedeutung der gastro-ösophagealen Refluxkrankheit für die Entstehung von Speiseröhrenkrebs lässt sich dadurch belegen, dass sowohl die Häufigkeit der gastro-ösophagealen Refluxkrankheit als auch die Neuerkrankungsrate von Speiseröhrenkrebs in unserer Gesellschaft deutlich steigen.

Doch damit nicht genug, es drohen noch andere Komplikationen!

Aus den Erosionen, also den kleinen Schleimhautkratern, können große Schleimhautkrater werden, sogenannte Ulzerationen bzw. Ulzera. Weil diese weit in die Schleimhaut hineinreichen, können sie auch Blutgefäße in

Mitleidenschaft ziehen. Deshalb neigen Ulzera dazu, gerne einmal stärker zu bluten.

Andererseits versucht der Körper, die Schleimhautschäden wieder zu reparieren, und bildet deshalb Narbengewebe. Manchmal gerät dieser Wundheilungsprozess jedoch etwas außer Kontrolle, dann wird zu viel Narbengewebe gebildet. Dieses wächst in die Speiseröhre hinein und droht, sie zu einzuengen oder gar zu verschließen. Die entstandene Engstelle nennt nennen Mediziner auch Stenose, sie verursacht natürlich Schluckbeschwerden.

Ansonsten kann die Magensäure, welche bis zum Kehlkopf hochfließt und in die Luftröhre tropft, wie schon oben erwähnt neben chronischem Husten auch eine Lungenentzündung hervorrufen. Gefährdet sind hier besonders Menschen mit einem schwachen Immunsystem, also z.B. alte Menschen oder chronisch kranke Personen. Auch aufgrund der gasto-ösophagealen Refluxerkrankung sind Lungenentzündungen gerade auf Intensivstation, wo ja größtenteils schwer kranke und oft sehr alte Patienten liegen, ein großes Problem. Daher werden auf Intensivstationen auch sehr oft Säureblocker verschrieben.

Und damit sind wir auch schon beim nächsten Kapitel, in dem wir uns mit der Therapie der gastro-ösophagealen Refluxkrankheit befassen.

Therapie – Wie behandelt man die gastro-ösophageale Refluxkrankheit?

Mediziner müssen bei der Therapie einer Krankheit immer einige grundlegende Fragen beachten. Erstens: wie behandelt man? Zweitens: wann behandelt man bzw. wann beginnt man mit der Behandlung? Und drittens: wie lange behandelt man am besten, wann ist der richtige Zeitpunkt gekommen, die Therapie zu beenden?

Wenn ein Patient zu seinem Hausarzt geht und über Sodbrennen klagt, so wird der Arzt zunächst einmal versuchen, mittels Anamnese (ärztliches Gespräch mit dem Patienten) und körperlicher Untersuchung zu ergründen, ob tatsächlich Sodbrennen vorliegt, und was die Ursachen der Beschwerden der Beschwerden sind. Hat der Arzt den Verdacht, dass tatsächlich eine gastro-ösophageale Refluxkrankheit vorliegt, so kann er Medikamente verschreiben.

Im Falle der gastro-ösophagealen Refluxkrankheit sind dies in der Regel sogenannte Protonenpumpeninhibitoren bzw. Säureblocker. Die Namen kennen die allermeisten Patienten gut: von Omeprazol, Pantozol oder Esomeprazol haben wohl viele Menschen schon einmal gehört. Diese Medikamente unterdrücken sehr effektiv die Produktion der Magensäure. Für die Behandlung der gastro-ösophagealen Refluxkrankheit und ihrer Folgeerkrankungen sind sie daher das Mittel der ersten Wahl.

Das Verschreiben von Säureblockern beim Verdacht auf Sodbrennen bzw. in Annahme einer gastro-ösophagealen Refluxkrankheit nennt man auch probatorische Medikation. Wenn die Wahrscheinlichkeit groß ist, dass es sich tatsächlich um Sodbrennen handelt, geht man das kalkulierte Risiko einer probeweisen Medikamenten-Gabe ein. Bessern sich die Beschwerden oder verschwinden sie sogar ganz, ist es nahezu bewiesen, dass es sich tatsächlich um eine gastro-ösophageale Refluxkrankheit gehandelt hat. Nach einigen Wochen Beschwerdefreiheit können die Medikamente dann zunächst reduziert und schließlich abgesetzt werden.

Falls es aber trotz der Säureblocker und auch nach einer Erhöhung der Dosis nicht zu einer Besserung des Beschwerdebildes kommt, oder wenn es zwar zu einer Symptomlinderung gekommen ist, diese aber nicht ausreicht, so ist eine Magenspiegelung indiziert. Meistens wird der Patient dann vom Hausarzt zu einem Facharzt, in diesem Fall einem Gastroenterologen, überwiesen.

Der Gedanke, einen Schlauch schlucken zu müssen, ist natürlich nicht gerade verlockend, zugegeben. Dennoch ist die Untersuchung durch einen erfahrenen Gastroenterologen sehr sicher und innerhalb von 10 bis 15 Minuten routinemäßig durchführbar. Mit den heutigen modernen Narkosemedikamenten können erfahrene Ärzte dafür sorgen, dass man die komplette Untersuchung verschläft und nichts von dem Schlauch in seinem Magen mitbekommt. Zu beachten ist allerdings, dass man am Tag der Untersuchung kein Auto mehr fahren darf.

Bei der Magenspiegelung, auch Gastroskopie genannt, wird der Mund- und Rachenraum, die Speiseröhre, der Magen und der erste Darmabschnitt, der Zwölf-Finger-Darm, komplett inspiziert. So kann zweifelsfrei festgestellt werden, ob eine Entzündung der Speiseröhre vorliegt oder nicht. Außerdem werden Biopsien, winzige Gewebeproben, mit einer kleinen Zange entnommen, die der Pathologe unter dem

Mikroskop anschauen kann. So werden Entzündungen oder Krebszellen identifiziert. Die Entnahme auch mehrerer Biopsien ist mit keinem zusätzlichen Risiko verbunden.

Im Falle von Entzündungen in der Speiseröhre oder wenn schon Komplikationen wie ein Barrett-Ösophagus oder Narbengewebe vorgefunden werden, ist eine lang andauernde Gabe von Säureblockern notwendig (Monate bis Jahre). Ebenso wird eine Dauertherapie mit Säureblockern empfohlen, wenn es zu einem Wiederauftreten von Beschwerden kommt, sogenannten Rezidiven der Erkrankung,.

Das hier vorgestellte Diagnostik- und Therapie-Schema deckt natürlich nicht alle möglichen Diagnostik- und Behandlungsszenarien ab. Es kann lediglich als Orientierungshilfe dienen. Wir möchten Sie daher bitten, sich bei Beschwerden, die auf eine gastro-ösophageale Refluxkrankheit hindeuten könnten, bei Ihrem

Hausarzt oder einem niedergelassenen Gastroenterologen vorzustellen. Dies sind die Experten für eine gute Behandlung.

Zur weiteren Hilfe und zum besseren Verständnis hier noch einmal eine Übersicht über die wichtigsten Medikamente und ihre Einsatzmöglichkeiten:

Protonenpumpeninhibitoren bzw. Säureblocker:

Omeprazol, Esomeprazol, Rabeprozol, Lansoprozol, Pantoprazol

Sie sind Mittel der ersten Wahl bei der gastro-ösophagealen Refluxkrankheit, da sie von allen zur Verfügung stehenden Medikamenten die Magensäureproduktion am effektivsten unterdrücken. Sie können bei Symptomen und dem Verdacht auf eine gastro-ösophageale Refluxkrankheit probatorisch zum Einsatz kommen. Bei nachgewiesenen entzündlichen Schäden der Speiseröhre oder anderen Komplikationen wie Engstellen aufgrund von Narbengewebe, oder wenn bereits Krebszellen entstanden sind, müssen sie dauerhaft eingenommen werden. Auch wenn es zum erneuten Auftreten von Beschwerden wie Sodbrennen oder anderen Symptomen der gastro-ösophagealen Refluxkrankheit kommt, sind sie eine Dauermedikation.

Eingenommen werden die Tabletten morgens, am besten 30 Minuten vor dem Essen. Falls es abends oder nachts zu starken Beschwerden kommt, kann die Dosis auch aufgeteilt werden. Die eine Hälfte nimmt man dann morgens, die andere abends. So wird auch die nächtliche Säureproduktion im Magens wirkungsvoll unterdrückt.

Omeprazol ist auch ohne ärztliches Rezept in den Apotheken erhältlich. Doch Vorsicht! Eine langandauernde, unkritische Einnahme ist nicht immer ohne Risiken, da die Magensäure ja nicht ohne Grund in den Magen abgegeben wird. Sie soll das Wachstum von Bakterien verhindern, die mit der Nahrung in den Körper gelangen. Durch eine langfristige Einnahme von Säureblockern wird die Magensäureproduktion oftmals komplett unterdrückt, was zur Besiedlung des Magens mit Bakterien führen kann. Dies löst zum Teil Magenbeschwerden und Verdauungsprobleme aus. Auch die Rate an Lungenentzündungen ist höher. Sprechen Sie die Medikamenteneinnahme also besser immer mit Ihrem behandelnden Arzt ab, bitte keine unnötigen Selbstversuche! Auch wer die Säureblocker langfristig einnimmt, sollte besser trotzdem zu Kontrollterminen zum Gastroenterologen gehen.

H_2-Blocker: Cimetidin, Ranitidin, Famotidin

Diese Wirkstoffklasse ist bereits sehr viel schwächer wirksam als die Protonenpumpeninhibitoren. Deshalb dürfen sie nur bei leichten Beschwerden eingesetzt werden und auch nur dann, wenn noch keine Entzündung der Speiseröhre oder andere Folgeerkrankungen aufgetreten sind. Auch diese Medikamente gibt es ohne Rezept freiverkäuflich in der Apotheke. Doch hier ist ebenfalls Vorsicht geboten! Cimetidin kann mit der Wirkung anderer Medikamente, die in der Leber verstoffwechselt werden, interagieren. Und Cimetidin wie Ranitidin können den Alkoholabbau hemmen.

Antazida: Aluminium-hydroxid
Magnesium-hydroxid

Die Antazida puffern die Magensäure und schützen so die Schleimhaut. Wie die H_2-Blocker sind sie sehr viel schwächer wirksam als die Protonenpumpeninhibitoren. Es gibt sie ebenfalls rezeptfrei in der Apotheke, doch auch hier sollte man aufpassen. Aluminium kann auf lange Sicht zur Verstopfung führen, Magnesium zu Durchfall. Bei Nierenschäden lagert sich Aluminium nach einiger Zeit in Knochen und Gehirn ab, weil es nicht mehr über den Urin ausgeschieden wird. Aluminiumhydroxid sollte man daher nicht länger als einige Wochen einnehmen. Lassen Sie sich deshalb immer gut in der Apotheke beraten, bevor Sie selbst zu Medikamenten greifen.

Nun noch ein paar wenige Worte zu der Behandlung der Folgeerkrankungen der gastro-ösophageale Refluxkrankheit. Die Entzündungen der Speiseröhre heilen unter konsequenter Einnahme der Säureblocker in der Regel sehr gut aus. Falls diese unwirksam sind, kann die gastro-ösophageale Refluxkrankheit prinzipiell auch operativ behandelt werden, hier wird die muskuläre Engstelle, der Sphinkter, verengt, in dem ein Teil des Magens um den Sphinkter herumgeschlungen wird. Dies ist aber, eben weil die Säureblocker so effektiv sind, heute zum Glück nur noch sehr selten notwendig.

Narbengewebe, welche die Speiseröhre einengt und so zu Schluckbeschwerden führt, kann bei der Endoskopie mit eine kleinen Ballon aufgedehnt werden. Mediziner nennen dies Bougierung. Sie ist auch mehrmals hintereinander möglich, falls es zu Rezidiven, also Rückfällen, und einer erneuten Bildung von Narbengewebe kommt.

Falls bereits Tumorzellen in der Schleimhaut der Speiseröhre nachgewiesen werden, so ist eine Abtragung während der Endoskopie möglich, sicher und effektiv, wenn es sich um kleine und oberflächliche Tumorareale in der Schleimhaut handelt. Ist der Tumor allerdings schon zu groß geworden, muss operiert werden, meistens ist außerdem eine Chemotherapie oder eine Bestrahlung notwendig.

Deshalb: besser, man geht zeitig zum Arzt, auch wenn man Angst vor der Magenspiegelung hat. Speiseröhrenkrebs ist leider noch schlimmer!

Was können die betroffenen Patienten selbst zu ihrer Genesung beitragen?

Sehr oft möchten die Patienten im Krankenhaus oder in der Arztpraxis von den Patienten von uns wissen, was sie selbst zu Ihrer Genesung beitragen können. Nun, im Falle der gastro-ösophagealen Refluxkrankheit können wir glücklicherweise antworten: „Eine ganze Menge!"

Allerdings, das müssen wir auch immer dazu sagen, wird es nicht von selbst besser. Die

Patienten müssen sich jeden Tag ein bisschen am Riemen reißen, doch wenn das gelingt, ist die Prognose gut.

Schauen wir uns doch noch einmal an, welche die wichtigsten Gründe für Sodbrennen, also das Zurückfließen der Magensäure in die Speiseröhre, sind: ein hoher Druck im Bauchraum und Speisen bzw. Getränke, welche die Magensäureproduktion anregen. Daraus ergeben sich verschiedene Verhaltensweisen, welche die Beschwerdeproblematik der gastro-ösophageale Refluxkrankheit ganz entscheidend verbessern können, und durch die sich außerdem eine ganze Menge Medikamente mitsamt deren Nebenwirkungen einsparen lassen.

Der wichtigste Auslöser eines erhöhten Druckes im Bauchraum ist das Übergewicht. Die Fettzellen, die gar so gerne in der Bauchunterhaut sitzen, sich aber auch innerhalb der Bauchhöhle sehr wohl fühlen, brauchen viel Platz und drücken dabei auf den Magen. Und damit drücken sie die Magensäure in die Speiseröhre hoch. Besonders beim Schlafen lasten die überzähligen Kilos in Rückenlage schwer auf den Eingeweiden, deshalb sind die Beschwerden auch im Liegen und nachts oft so ausgeprägt. Der Ruhedruck in der Speiseröhre ist normalerweise nur 10 bis 20 mmHg niedriger als der Druck im Magen! Man kann gar nicht genug betonen, wie stark sich hier auch schon geringes Übergewicht in Form von Sodbrennen bemerkbar machen kann! Folgendes wird daher empfohlen:

- Übergewicht reduzieren, wo immer es möglich ist
- möglichst viel Bewegung
- vermeiden von zu enger und einschnürender Kleidung (z.B. zu enge Gürtel oder Hosen)
- nicht zu lange sitzen (wer lange am Schreibtisch oder am Computer arbeiten

muss, sollte zwischendurch so oft wie möglich aufstehen und herumgehen, z.B. zum Kopierer)

Der Hauptschuldige, der die Produktion der Magensäure in die Höhe treibt, ist unser Ernährungsverhalten. Leider ist unsere Nahrung einer der Hauptauslöser der gastro-ösophagealen Refluxkrankheit, denn das meiste von dem, was wir essen und was zugegebenermaßen auch gut schmeckt, reizt die Magenschleimhaut dazu, ordentlich Magensäure herzustellen, welche dann wiederum in die Speiseröhre schwappt. Deshalb sollte man, wo immer es möglich ist, den Genuss folgender Speisen bzw. Getränke reduzieren oder ganz auf sie verzichten, vor allem wenn die Beschwerden sehr stark sind oder bereits eine schwere Entzündung der Schleimhaut in der Speiseröhre vorliegt:

- sehr fettreiche Nahrung (Chips, Pommes, Fast Food)
- sehr süße Nahrung (Schokolade, Süßigkeiten)
- sehr scharfe Speisen
- Tomaten
- Tomatensoße
- Knoblauch
- alle alkoholischen Getränke (je höher der Alkoholgehalt in Prozent, desto schlimmer, denn der Alkohol wirkt ebenfalls direkt ätzend auf die Schleimhaut; deshalb wird es einem auch warm im Magen, wenn man Hochprozentiges trinkt)
- Kaffee (Coffein)
- alle kohlensäurehaltigen Getränke (Cola, Fanta, Sprit)
- alle säurehaltigen Getränke (Obstsäfte, Wein)

Generell sollte man keine großen Portionen essen, nicht zu spät am Abend und sich nach dem Essen auch nicht direkt hinlegen. Ist das Sodbrennen vor allem nachts im Liegen störend, so hilft es, mit leicht erhöhtem Oberkörper zu schlafen. Auch eine Rechtsseitenlage wird empfohlen.

Daneben sollte man auch noch auf Nikotin verzichten, denn auch hierdurch wird die Magensäurebildung stimuliert. Also, noch ein Grund, nicht zu rauchen:

- Nikotin (also Zigaretten, Zigarren, Pfeife)

Falls ein Patient, der an einer gastro-ösophagealen Refluxkrankheit erkrankt ist, zusätzlich unter Diabetes leidet, ist es wichtig, den Blutzuckerspiegel möglichst gut einzustellen. Sonst leiden, wie wir schon gelernt haben, die Nerven, welche die Magenmuskeln mit dem Zentralnervensystem verbinden. Die

Magenmuskeln wissen dann nicht mehr, dass sie arbeiten bzw. wann sie arbeiten sollen, und befördern den Speisebrei nicht mehr so schnell wie sonst üblich in den Darm weiter. Was dann den Druck im prall gefüllten Magen steigert und die Wahrscheinlichkeit erhöht, dass sich der Mageninhalt samt Magensäure in die falsche Richtung bewegt. Nämlich zurück in die Speiseröhre!

Die Liste, wie man sich verhalten sollte, und insbesondere auf was man alles verzichten muss, ist erschreckend lang. Mancher wird sich nicht zu Unrecht fragen, was denn da noch übrig bleibt, wenn man alle Nahrungsbestandteile vom Speiseplan streicht. Leider ist das richtig, wer unter einer gastro-ösophagealen Refluxkrankheit leidet, der sollte besser auf vieles verzichten. Doch die Alternativen, ständiges Sodbrennen, Kontroll-Magenspiegelungen oder sogar Krebszellen in der Speiseröhre sind auch nicht verlockender.

Deshalb gilt: von einer Änderung seiner eigenen schädlichen Lebensgewohnheiten profitiert jeder am Ende mehr, als wenn man nur Tabletten einnimmt. Denn einfach nur Tabletten zu schlucken, ist zwar auch nicht sonderlich angenehm, aber leider immer noch einfacher ist, als an sich zu arbeiten und den eigenen Schweinehund jeden Tag aufs Neue zu besiegen.

Bleibt noch ein Auslöser für den Reflux von Magensäure, den sicher viele schon bei sich, Kollegen oder Freunden beobachtet haben: der Stress.

Stress schlägt buchstäblich auf den Magen und verursacht Sodbrennen. Hier kann psychischer Stress wie Prüfungen oder Termindruck gemeint sein aber auch jede andere körperliche Erregung, Anstrengung oder Ausnahmesituation. Ein gutes Beispiel ist ein Aufenhalt auf einer Intensivstation, z.B im Anschluss an eine Operation. Der Stress, also die körperliche und psychische Anspannung, stört unter anderem die Durchblutung der Schleimhäute im Magen-Darm-Trakt, wodurch diese anfälliger werden für Schäden durch die Magensäure.

Auch Ärzte haben mit Magensäure Reflux zu kämpfen. Wie viele Kollegen litten und leiden täglich unter Sodbrennen und Magenschmerzen?! Aber nicht alle. Andere, die dem gleichen Stress ausgesetzt waren oder sind, hatten oder haben hingegen mit dem Magen gar keine Probleme. Dafür bekommen sie Hautausschlag oder etwas ähnliches. Je nach Veranlagung.

So spielen bei der gastro-ösophagealen Refluxkrankheit die Gene eben auch noch eine große Rolle. Nicht jeder erkrankt, auch wenn die Ernährungsweise bei vielen ähnlich ist. Und von denen, die erkranken, verträgt der eine Cola und Süßigkeiten gut, ist dafür aber stressanfällig, wohingegen es beim nächsten genau umgekehrt ist.

Deshalb muss jeder Betroffene auch ein bisschen selbst ausprobieren und sich beobachten. Was löst bei mir Sodbrennen aus? Schokolade?

Rotwein? Stress auf der Arbeit? Man muss eine gehörige Portion Geduld und Ausdauer mitbringen, wenn man seine Gewohnheiten ändern will.

Was hilft mir und verschafft dem Magen Linderung? Das kann bei verschiedenen Patienten ganz unterschiedlich sein, ebenso wie der eine die Medikamente gut verträgt, der nächste aber von den Tabletten Verdauungsprobleme bekommt. Auch hier spielt die Veranlagung in unseren Gene die entscheidende Rolle.

Die Selbsttherapie kann sich sehr schwierig gestalten: Stress vermeiden, dass sagt sich so leicht. Wer einen empfindlichen Magen hat, der bekommt vielleicht schon Sodbrennen, wenn es „nur" auf Weihnachten zugeht, und man neben dem Job noch die Geschenke besorgen muss.

Dennoch ist die gastro-ösophagealen Refluxkrankheit mit den heutigen Medikamenten und einer konsequenten Lebensstiländerung sehr gut behandelbar. Wer sich selbst über die Erkrankung informiert, an sich arbeitet und sich ärztlich gut und eng begleiten lässt, der hat eine sehr gute Prognose und kann eine gute Lebensqualität erreichen.

Das gilt übrigens nicht nur für die gastroösophageale Refluxkrankheit, sondern auch für viele andere Volkskrankheiten, die zu einem Großteil auf ungesunden Ernährungsgewohnheiten und einem schädlichen Lebensstil beruhen.

www.ingramcontent.com/pod-product-compliance
Lightning Source LLC
Chambersburg PA
CBHW070135210526
45170CB00013B/1083